ÉTUDE PHYSIOLOGIQUE ET CLINIQUE

CROISSANCE EXPÉRIMENTALE

À L'AIDE DES DÉCOCTIONS DE CÉRÉALES

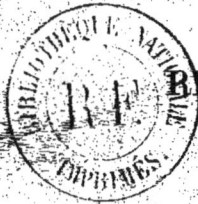

REVUE GÉNÉRALE

PAR

Le Dr Maurice SPRINGER

Chef du laboratoire de physiologie pathologique
de la clinique médicale de la Charité
Ancien interne de l'hospice des Enfants-Assistés

PARIS

ANCIENNE LIBRAIRIE GERMER BAILLIÈRE ET Cⁱᵉ

FÉLIX ALCAN, ÉDITEUR

108, BOULEVARD SAINT-GERMAIN, 108

—

1894

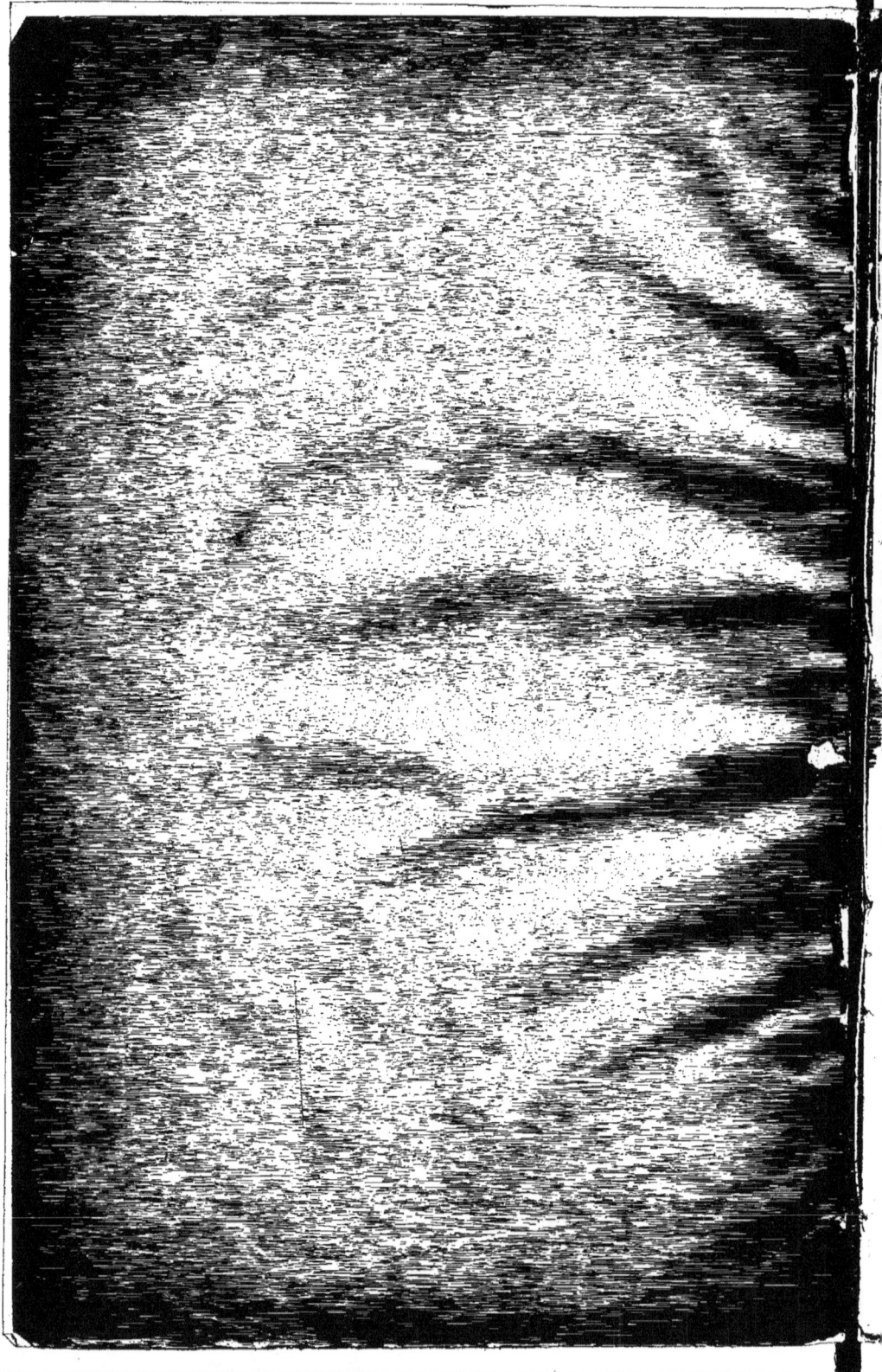

ETUDE PHYSIOLOGIQUE ET CLINIQUE

CROISSANCE EXPÉRIMENTALE

A L'AIDE DES DÉCOCTIONS DE CÉRÉALES

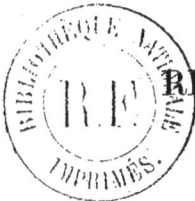

REVUE GÉNÉRALE

PAR

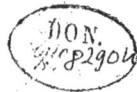

Le D' Maurice SPRINGER

Chef du laboratoire de physiologie pathologique
de la clinique médicale de la Charité
Ancien interne de l'hospice des Enfants-Assistés

PARIS

ANCIENNE LIBRAIRIE GERMER BAILLIÈRE ET Cⁱᵉ

FÉLIX ALCAN, ÉDITEUR

108, BOULEVARD SAINT-GERMAIN, 108

—

1894

CROISSANCE EXPÉRIMENTALE

A L'AIDE DES DÉCOCTIONS DE CÉRÉALES

En étudiant le chapitre que mon maître, M. le professeur Bouchard, consacre à la croissance dans son cours de pathologie générale de 1880, j'ai été frappé par le passage suivant : « Il faut que l'esprit du médecin se tienne en éveil et qu'il prévoie les conséquences possibles de la croissance au cours des maladies aiguës de l'enfance. Il faut que, s'il juge l'abstinence nécessaire dans le traitement de certaines maladies, il fasse fléchir ses principes quand il s'agit de la thérapeutique des maladies infantiles. Il ne peut pas être question de donner des aliments solides pendant la période de fièvre intense. Il faut savoir choisir les boissons afin qu'elles puissent garder un caractère alimentaire. On préférera les décoctions d'aliments qui peuvent céder une partie de leur substance organique et minérale. » Ces quelques lignes ont été pour moi le point de départ d'une série d'études cliniques et expérimentales poursuivies pendant plusieurs années.

I

J'ai recherché quelles étaient les substances capables de bien remplir cette indication. Il en est une qui a fait ses preuves et dont l'usage est définitivement établi, c'est le lait. D'autre part, les décoctions de viande peuvent rendre de grands services, mais la clinique montre qu'elles ne doivent être employées qu'avec beaucoup de discernement.

On rencontre, dans la médecine empirique et traditionnelle, une substance déjà recommandée par Hippocrate et quelque peu délaissée de nos jours, c'est la décoction d'orge. Je ne me suis pas borné à étudier l'action de l'orge : associant dans une décoction commune la plupart des céréales, j'ai tenté d'établir sur une base scientifique et à l'aide de nos connaissances actuelles sur la pathologie générale l'action des céréales sur l'organisme, et pendant la période de croissance en particulier.

Je ne veux pas retracer ici la physiologie de la croissance, étudiée dans un ouvrage publié il y a quatre ans sur le rôle de la croissance en pathologie générale (1). Cependant, en synthétisant les faits on peut dire que la croissance est caractérisée par deux phénomènes dominants : 1° par les multiplications cellulaires ; 2° par la pénétration et la fixation dans les éléments anatomiques des substances importées dans l'organisme par les aliments. La croissance n'est donc que la modalité de la nutrition pendant la période de développement des êtres vivants, époque où l'assimilation l'emporte sur la désassimilation.

La diversité de structure des différents organes impose aux corps vivants la nécessité de trouver dans les aliments les substances chimiques indispensables à leur édification cellulaire.

Au début de la vie, le lait, chez les mammifères, remplit toutes ces indications. C'est là un fait vérifié aussi bien par la clinique que par la physiologie. Il serait sans doute intéressant de connaître l'action particulière de chacune des parties constituantes du lait ; le rôle des sels minéraux est certes fort important. J'ai recherché expérimentalement cette action en donnant à des animaux, pendant la période de croissance, du lait privé de sels. Les résultats obtenus seront relatés plus loin.

Mais le régime lacté exclusif ne tarde pas à être insuffisant et la croissance se trouve déviée de ses lois normales, si l'alimentation carnée et végétale ne vient pas apporter certaines matières chimiques qui constituent les éléments organiques.

Il n'est pas sans intérêt de savoir quelles sont ces substances et comment elles agissent.

La chimie anatomique nous révèle la nature des différents corps minéraux et organiques qui composent l'organisme humain. Elle nous apprend que ces éléments constitutifs sont au nombre de quinze : l'oxygène, l'hydrogène, le carbone, l'azote, le soufre, le phosphore, le chlore, le fluor, le silicium, le sodium, le potassium, le calcium, le fer et la manganèse suivant quelques chimistes. Ces corps simples forment des combinaisons complexes qui donnent naissance à une série innombrable de corps. Un grand nombre d'entre eux sont définitivement fixés par une analyse rigoureuse ; mais une foule

---

(1) M. Springer. Etude sur la croissance et son rôle en pathologie ; essai de pathologie générale. Paris, 1890. Félix Alcan.

de substances nous sont encore inconnues au point de vue chimique; quelques-unes sont appréciables par la physiologie expérimentale; quant à celles qui résultent de processus pathologiques, on peut dire que leur histoire est à peine ébauchée.

Cependant nous connaissons la provenance de plusieurs substances qui constituent l'organisme, nous savons comment elles pénètrent et nous pouvons même les suivre jusque dans les éléments anatomiques où elles se fixent et dans lesquels l'analyse permet de déceler leur présence.

Ces substances sont importées sous forme d'aliments introduits dans les voies digestives et d'oxygène de l'air, qui pénètre jusqu'à l'élément cellulaire où il produit les oxydations spéciales à chaque organe.

L'oxygène est absorbé tout naturellement par le fait de la respiration, mais l'alimentation est un phénomène très compliqué.

Le problème se trouve ainsi posé : il consiste à apporter aux organes leurs éléments constitutifs. Or, le sol renferme tous les matériaux capables d'entretenir l'existence, de la développer et de la perpétuer. Mais ces matériaux ne sont pas directement utilisables, cas il ne suffit pas d'ingérer les quinze corps simples qui constituent l'organisme pour que la nutrition se produise.

Pour servir à la nutrition des êtres vivants, les matières minérales doivent posséder, outre leurs propriétés chimiques et physiques, des propriétés spéciales d'ordre biologique, grâce auxquelles ces substances inertes participent à l'évolution de la matière vivante.

Pour que ces éléments inorganiques acquièrent ces propriétés, il est indispensable qu'ils aient été préalablement incorporés dans des cellules vivantes. C'est ainsi que les végétaux puisent dans le sol les substances minérales dissoutes dans l'eau. Sous l'influence de la lumière et de la chaleur solaire, ils transforment les corps simples en substance végétale.

Tandis que, d'une façon générale, les végétaux ne peuvent utiliser la matière organisée que lorsque celle-ci, désorganisée par l'action des microbes, se trouve retransformée en matière minérale, acide carbonique, vapeur d'eau, ammoniaque, nitrates, etc., *les animaux, au contraire, sont inaptes à fixer, pour en fabriquer leurs tissus, les matières minérales non combinées à la substance vivante.*

Les animaux ne peuvent donc se nourrir que de matériaux

déjà élaborés par un être vivant, plante ou animal : la matière du monde inorganique puisée dans le sol et l'atmosphère et élaborée par la plante, telle est la condition indispensable de la vie animale.

A part l'eau et le chlorure de sodium, les substances inorganiques constitutives du corps humain, pour être assimilées, ne doivent pas être puisées directement dans la matière inorganique.

Normalement l'alimentation habituelle suffit à la nutrition et à la croissance des animaux. Cependant il se rencontre un grand nombre de circonstances qui entravent la croissance.

II

Les causes qui ralentissent l'assimilation des principes nutritifs ou qui troublent leur mode de fixation cellulaire physiologique sont sous la dépendance de deux ordres de faits : 1° une insuffisance quantitative dans l'apport; 2° un état qualitatif qui les rend inaptes à la nutrition.

Lorsque l'une de ces causes apparaît, la nutrition cellulaire se trouve déviée.

Souvent elles sont associées.

L'insuffisance quantitative ne dépend pas seulement de la quantité trop faible d'aliments importés : elle peut résulter également de la proportion trop forte de substance désassimilée. D'autre part, il ne suffit pas à l'enfant qui se développe de trouver dans ses aliments la *ration d'entretien* nécessaire à l'équilibre de l'adulte; il faut, en outre, qu'il rencontre sa *ration de croissance*.

Cependant, lorsqu'il ne trouve pas dans sa nourriture les matières nécessaires à son développement, la croissance s'opère quand même et en dépit de l'insuffisance alimentaire.

La suralimentation peut également être une cause d'insuffisance dans la nutrition. C'est là un paradoxe physiologique dont la clinique infantile nous fournit de nombreux exemples. Lorsqu'un enfant prend une quantité de nourriture supérieure à celle qui lui convient, deux cas peuvent se présenter :

a) Les fonctions digestives sont dans un état d'intégrité parfaite. Les aliments produisent des substances qui, physiologiquement et normalement élaborées, arrivent jusqu'aux éléments anatomiques. En vertu de l'affinité chimique et histologique spéciales à la période de croissance, les cellules fixent une quantité anormale de substance. Dès lors, la nutrition est pervertie : ainsi se trouve constituée chez l'enfant une prédisposition morbide par *hypertrophie*, en prenant ce mot dans son acception étymologique opposée à l'*hypotrophie*.

C'est qu'en effet, la surabondance des matériaux entrave la nutrition. Tantôt elle détermine l'obésité, qui ralentit les mutations nutritives, et l'on constate alors une diminution dans l'exhalation de l'acide carbonique, un abaissement de température de quelques dixièmes, l'urée est quelquefois réduite à la moitié de sa quantité normale et l'acide urique se trouve en excès. Tantôt elle produit une croissance hâtive et précoce; dans ce cas, le cartilage de conjugaison des os prématurément ossifié empêche le système osseux de parvenir à la longueur que lui assignait son hérédité. Ces considérations sont appuyées sur deux ordres de faits : d'abord la clinique, puis l'expérimentation physiologique conduite par les éleveurs et les chimistes agricoles avec une précision telle qu'on la rencontre rarement en physiologie.

b) Lorsque la suralimentation produit des troubles gastro-intestinaux, ce qui est le cas le plus habituel, elle détermine une double action qui amène une perversion de la nutrition. Les aliments subissent une élaboration chimique en rapport avec leur digestion anormale; ils n'ont pas le pouvoir d'être régulièrement assimilés, et d'autre part leur modalité chimique devient une cause d'intoxication cellulaire. Aussi qu'observe-t-on? Les enfants maigrissent et leur poids reste stationnaire ou diminue, alors même que leur système osseux se développe. En présence de leur mauvais état général, on augmente encore la quantité d'aliments et les troubles s'accentuent. Si, dans ces conditions, s'inspirant du fait de pathologie générale que je viens d'énoncer, on diminue l'alimentation de l'enfant; si, par exemple, on le soumet au régime lacté, on constate souvent que le facies se modifie, l'amaigrissement cesse, le poids augmente et le petit malade retrouve l'aspect de la santé tandis que sa croissance reprend son évolution normale. C'est là un exemple frappant qui prouve que la thérapeutique pathogénique peut être d'un grand secours pour la clinique.

J'ai quelque peu insisté sur l'influence de la suralimentation, parce qu'elle montre qu'une même cause peut déterminer des phénomènes dissemblables et même opposés. D'autre part, dans les recherches exposées plus loin relativement à l'action de la décoction de céréales, la suralimentation ne saurait être mise en cause, car il ne s'agit nullement de la quantité d'aliments, mais de la *qualité* de certaines substances nutritives.

Le fait clinique que je viens de signaler, et qui est d'observation journalière, présente un phénomène inattendu : il s'agit du développement intense du tissu osseux coïncidant avec une nutrition insuffisante. Or, la physiologie montre que la croissance est une propriété inhérente à l'être vivant pendant le premier stade de son évolution, qu'elle est une loi caractéristique de la matière organisée ; elle peut être déviée par différents agents, mais elle ne peut pas être supprimée. *La croissance s'opère donc quand même et en dépit de l'insuffisance alimentaire.* Tous les systèmes de l'organisme ne se développent pas en même temps et avec une intensité égale. A ce point de vue, le tissu osseux est le plus important ; il semble être celui dont le développement est le plus impérieux. Il résulte de cette nécessité que, lorsque le tissu osseux ne trouve pas dans l'alimentation les substances constitutives de ses éléments, il les puise dans les organes qui les contiennent, empruntant au tissu cellulaire, au système nerveux et à toutes les cellules capables d'en céder les matériaux dont il a besoin. La conséquence de ce *virement des fonds de la nutrition* est, d'une part, un appauvrissement des éléments antérieurement formés et, d'autre part, les éléments nouveaux se trouvent constitués d'une manière anormale. Ce processus physiologique produit un état qui constitue une prédisposition morbide par *dystrophie*.

A l'appui de ces considérations théoriques, il me paraît intéressant de relater l'expérience suivante :

III

J'ai nourri, après leur sevrage, des jeunes chiens de la même portée avec du lait de vache privé de ses sels, tandis que les chiens témoins de la même portée étaient alimentés avec le même lait auquel on ne faisait subir aucune préparation. L'expérience dura trois mois. Au bout de ce temps, les animaux furent sacrifiés. Les chiens privés de sels avaient un développement de leur système osseux semblable à celui des chiens témoins ; leur croissance n'avait pas été entravée ; les os avaient le même poids. L'analyse chimique démontra également que les quantités de chaux, d'acide phosphorique, d'acide carbonique, de magnésie et de charbon ne présentaient aucune différence appréciable. Le seul fait frappant était l'absence totale de graisse dans le tissu cellulaire sous-cutané des chiens privés de sels, ce qui contrastait avec l'abondance de cet élément chez les chiens nourris avec du lait normal.

On peut interpréter physiologiquement ce phénomène en considérant le tissu adipeux comme un fonds de réserve auquel l'organisme puise dans les cas de dénutrition ou d'insuffisance alimentaire.

Il convient de remarquer que, dans les conditions expérimentales où je me suis trouvé, les animaux n'étaient pas complètement privés de sels, cette suppression étant impossible à réaliser d'une façon absolue. Le lait était coagulé par l'acide acétique, puis filtré; le coagulum lavé était mis dans une quantité d'eau distillée égale à celle de l'eau du lait contenant les sels en solution. Or, le coagulum contenait forcément une certaine quantité de sels dont on ne pouvait le débarrasser sans lui faire perdre toutes ses propriétés alimentaires. D'autre part, les 40 grammes de lactose par litre qui étaient ajoutés à la solution afin de restituer au lait son sucre renfermaient également 0 gr. 40 centigr. de sels pour 100 grammes de lactose.

Nous n'avons donc pas supprimé complètement les sels de l'alimentation, mais nous avons réduit au minimum l'apport de ces substances. La croissance n'a pas été arrêtée; elle s'est opérée en dépit de cette insuffisance, et, à l'encontre de mes prévisions, je n'ai constaté aucune lésion imputable au rachitisme

Après avoir constaté ce fait, j'ai cherché ce qu'il adviendrait si l'on donnait à de jeunes animaux une quantité de sels supérieure à la quantité fournie par l'alimentation habituelle. J'ai réalisé cette expérience en faisant boire à des chiens une décoction de céréales.

On sait que l'emploi en thérapeutique de sels minéraux, tels que les phosphates, la chaux, la potasse, etc., empruntés directement au règne inorganique, donnent des résultats discordants suivants les auteurs, et très problématiques dans un grand nombre de cas. L'administration des sels semble pourtant indiquée dans certains états pathologiques, surtout dans ceux qui surviennent à l'époque de la croissance.

Pour les raisons énumérées précédemment sur le rôle des végétaux, il paraît utile de donner à divers organismes une certaine quantité de sels minéraux empruntés aux céréales et solubilisés par une décoction prolongée.

Cette expérience n'offrant aucun danger, j'ai commencé par employer cette solution au point de vue thérapeutique, la faisant boire à un grand nombre d'enfants dont la croissance paraissait s'opérer dans des conditions défectueuses. Je l'ai employée dans le cours des maladies aiguës, dans la fièvre typhoïde, en particulier, où la dénutrition est intense, et j'ai obtenu des résultats satisfaisants que tous les cliniciens peuvent aisément contrôler.

La notion de cette action thérapeutique salutaire résulte d'une impression personnelle. Et l'on peut objecter avec raison que si cette solution favorise l'évolution de la croissance, celle-ci se serait opérée sans cette médication. Il convient donc de rechercher si l'expérimentation physiologique peut apporter des faits capables d'éclairer et de confirmer l'action thérapeutique observée.

IV

Ces recherches ont été entreprises à la clinique médicale de la Charité, dans le laboratoire de mon maître M. le professeur Potain, qui a bien voulu m'aider de ses bienveillants conseils.

J'ai soumis à l'expérience cinq petits chiens de la même portée et nourris par leur mère jusqu'à leur sevrage. Je me suis mis à l'abri, autant que possible, des causes d'erreur dépendant de l'hérédité. Sans doute on peut invoquer la pluralité des pères et les phénomènes d'imprégnation : ce sont là des objections à signaler, mais qui ne me paraissent pas avoir un intérêt dominant.

J'ai choisi le chien parce qu'étant carnassier, il se rapproche de l'homme. Cependant, il faut tenir compte des différences considérables de la physiologie alimentaire de l'homme et du chien, dissemblance encore plus marquée au point de vue pathologique. Les maladies de l'estomac sont rares chez le chien, et c'est avec la plus grande difficulté qu'on le rend dyspeptique expérimentalement, ainsi que le démontrent les recherches de M. le professeur Potain.

J'ai employé pour mes chiens la même décoction que je donne aux enfants. Elle est préparée de la manière suivante :

On met dans 4 litres d'eau deux cuillerées à soupe de chacune de ces substances : blé, avoine, seigle, orge, son, maïs ;

on fait bouillir pendant trois heures, on laisse refroidir, puis on passe la décoction à travers un tamis fin. Si l'ébullition a été intense, on ajoute de l'eau, de manière que la décoction soit ramenée à 1 litre.

Le liquide ainsi obtenu est jaunâtre, peu épais, et d'une saveur assez agréable. Donné dans un but thérapeutique, on peut y ajouter quelques gouttes de rhum, de kirsch, de l'eau de fleurs d'oranger, de la menthe, etc., en un mot, une substance quelconque capable d'aromatiser la décoction suivant le goût préféré du malade. Il faut avoir soin de n'employer que des solutions fraîchement préparées, car l'été surtout ce liquide constitue un milieu de culture des plus favorables pour les microbes de l'atmosphère, et il fermente rapidement.

A l'âge de deux mois les petits chiens ont été sevrés, séparés de leur mère et divisés en deux lots. Afin que l'expérience fût plus démonstrative, j'ai donné la décoction de céréales aux trois chiens les plus petits comme taille, les moins lourds et de l'aspect le plus chétif. Les deux autres bêtes bien constituées ont été prises comme témoins. L'alimentation des cinq chiens a été la même, c'est-à-dire de la pâtée, avec des os, des légumes et de la viande. Aux animaux en expérience, j'ajoutai, mélangés à leur pâtée, 1 à 2 litres de décoction de céréales.

Il eût été sans doute plus rigoureux de mesurer la quantité d'aliments et de la proportionner au poids de chaque animal ; j'ai préféré me rapprocher des conditions de la clinique, où l'on ne pèse pas la quantité d'aliments que l'on donne aux enfants. J'ai laissé ces animaux se nourrir suivant leur appétit, l'instinct proportionnant la faim à leurs besoins ; aussi laissaient-ils souvent une certaine quantité de nourriture.

Ces chiens ont donc tous reçu les mêmes aliments, donnés de la même manière. Les animaux en expérience ont simplement pris une quantité variable de décoction de céréales. Il convient de faire remarquer cette variabilité dans leur consommation, puisque souvent ils ne buvaient pas tout ce qu'on mettait dans leur écuelle.

Un autre fait particulier et intéressant à signaler est le suivant : les animaux ont été privés d'exercice. En observation dans des cages du laboratoire, ces chiens n'avaient pas d'espace pour courir. Or, *l'exercice est une des causes les plus puissantes qui favorisent le développement du tissu osseux pendant la croissance.* Suivant une remarque de M. le professeur Marey, les muscles et les os ayant d'intimes connexions vasculaires, l'activité circulatoire résultant de l'action musculaire favorise en même temps et par le même mécanisme la nutrition des muscles et des os adjacents, ces deux éléments de l'appareil locomoteur constituant une unité physiologique. Il n'est pas inutile d'indiquer que tous mes animaux ont été privés de cette cause d'accroissement du tisseu osseux.

Ces cinq chiens sont nés au laboratoire le 1er février. La mère, sans race déterminée, est d'une taille très petite. Pendant les deux premiers mois elle a allaité ses petits. Ceux-ci ont commencé à s'alimenter de bonne heure, car la pâtée de la mère était à leur disposition. Le 1er avril, les petits sont séparés de la mère pendant quelques jours pour le sevrage. Ils sont divisés en deux lots : les numéros 1, 3, 5 sont mis en expérience, tandis que 2 et 4 servent de témoins.

Tous sont bien portants, mais les chiens 3 et 5 sont très chétifs et maigres.

Ils sont examinés de la manière suivante : on prend leur poids, puis les principales mensurations. La circonférence est mesurée à la base du thorax. La longueur est déterminée par deux points repères : le sommet du crâne et la racine de la queue. Quant à la hauteur, je ne l'ai prise que d'une façon partielle afin de restreindre les causes d'erreur et pour la facilité de l'examen. J'ai mesuré la distance qui s'étend de la pointe de l'olécrâne à l'extrémité du membre antérieur.

L'expérience a duré quatre mois. En résumant les faits observés on dégage les résultats suivants :

Les animaux en expérience étaient d'une taille moins élevée, la longueur et la circonférence étaient inférieures à celles des témoins et leur poids était plus faible. Je me suis mis intentionnellement dans des conditions d'expérience défavorables, de façon à accroître la valeur des résultats.

Pendant la première période de soixante jours qui s'étend entre l'âge de deux mois et l'âge de quatre mois, les phénomènes d'accroissement se sont produits avec une intensité beaucoup plus grande que pendant le temps de la deuxième période qui s'étend de quatre mois à six mois.

Cette intensité de la nutrition se traduit par l'augmentation du poids de la circonférence et de la longueur des animaux. Quant à la croissance en hauteur, elle présente un fait très net. Tandis que les témoins grandissent de la même quantité, c'est-à-dire de 2 centimètres pendant chaque période de deux mois, les animaux alimentés avec la décoction de céréales voient leur taille s'élever beaucoup plus dans la première période que dans la seconde.

Le phénomène qui ressort le plus nettement de l'expérience, c'est l'*action spéciale et élective des sels en solution dans la décoction des céréales sur le système osseux.*

Le poids des animaux ne paraît pas être influencé. Le surcroît des mutations nutritives, que cette alimentation particulière semble amorcer dans l'organisme, se localise sur les os.

D'ailleurs, le poids brut n'a pas une signification importante dans le phénomène général de la croissance. Sans doute, il est proportionnel au développement, mais son évaluation ne permet pas d'établir la part qui revient à la graisse et au tissu osseux, les deux éléments qui jouent un rôle prépondérant pendant la première période de l'évolution animale.

Si la recherche du poids des animaux ne nous fournit aucun renseignement, il n'en est pas de même des mensurations du tissu osseux.

Nous avons pu l'apprécier par l'examen du périmètre thoracique, par la longueur de la colonne vertébrale, par la hauteur des membres.

Sur ces trois points les résultats concordent.

Les chiens mis en expérience ont grandi de 8, 5 et 6 centimètres, pendant que les deux témoins grandissaient de 4 centimètres.

C'est là le phénomène le plus caractéristique de cette étude.

Les autres mensurations donnent des résultats semblables. C'est dans la première période de deux mois que le fait est le plus accentué.

Le périmètre thoracique augmente chez les numéros 1, 3, 5, de 6, 7 et 5 centimètres, tandis que les témoins présentent comme accroissement l'un 0, l'autre 4 centimètres ; enfin l'allongement de la colonne vertébrale participe à cette grande activité du tissu osseux, car tandis que 1, 3, 5 s'allongent de 8, 11 et 9 centimètres, les témoins ne présentent qu'un allongement de 8 et de 5 centimètres.

Cet accroissement intense du système osseux chez les animaux alimentés avec la décoction de céréales est-il le résultat de cette alimentation spéciale ? C'est là le point important qu'il est intéressant de rechercher.

L'analyse chimique de la décoction nous fournit des renseignements qui ne sont pas sans valeur.

Cette analyse a été faite par le chimiste de l'hôpital de la

Charité, M. Guinochet. Suivant ses recherches, chaque litre de décoction renferme :

Matière organique........ 13.65 } soit 14 gr. 60 par litre.
Matières minérales........ 0.95 }

La plus grande partie de ces matières est en suspension dans l'eau ; on trouve les chiffres suivants par litre :

Matières insolubles.................... 13 gr. 40 centigr.
Matières solubles.;..................... 1 — 20 —

Les matières organiques sont constituées par un mélange d'amidon, de cellulose, de gluten, d'albumine végétale, de dextrine, de matières grasses.

L'analyse complète des cendres nous révèle la prédominance des substances suivantes :

Potasse, 0.126 ; chaux, 0.279 ; acide phosphorique, 0.338 ; soude, 0.061 ; chlore, 0.074 ; acide sulfurique, 0.017.

Ces matières minérales proviennent de deux origines : 1° des graines mises en décoction, et 2° de l'eau employée à faire cette décoction.

L'analyse de cette eau donne les chiffres suivants pour le résidu calciné au rouge sombre dans les mêmes conditions que le produit de la décoction :

Chaux................................. 0.112 par litre.
Chlore................................ 0.036 —
Acide sulfurique....... .... 0.005 —
Autres éléments et perte................ 0.002 —
                                       ———————————
                                       0.155 par litre.

Comme on emploie deux litres d'eau pour obtenir un litre de décoction, il faut retrancher le double de 0.155 pour avoir l'apport des céréales. On a donc pour un litre :

Matières minérales provenant des graines, 0.64.

Matières minérales provenant de l'eau, 0.31.

Laissant de côté les substances minérales qui se trouvent dans l'eau, il convient d'envisager les substances provenant des céréales. Tout d'abord, il faut remarquer que les proportions seules sont intéressantes à considérer, car les quantités n'ont rien d'absolu et sont très variables. Il suffit de soumettre à la décoction une quantité de graines triple ou quadruple de celle que nous avons prise comme mesure et de prolonger la durée de la décoction pour que les quantités de matières minérales provenant des graines soient considérablement augmentées. On peut donc faire varier ces quantités d'alimentation dans des limites très grandes.

Ce premier point établi sur la quantité, le fait essentiel est de rechercher la nature des substances minérales qui dominent dans la décoction.

Les trois éléments dont les proportions se trouvent être les plus fortes sont :

1° L'acide phosphorique; 2° la chaux; 3° la potasse.

Les autres substances ne sont certes pas négligeables, mais le fait chimique qui ressort de ces analyses est le suivant :

En alimentant des animaux avec une décoction de céréales, on ajoute à leur nourriture de l'acide phosphorique, de la chaux et de la potasse.

Existe-t-il un rapport entre la pénétration de ces substances dans l'organisme et le développement du tissu osseux ?

V

L'analyse du tissu osseux prouve la prédominance de ces éléments minéraux. Et en effet, sur 100 parties de ce tissu on trouve 33.30 de substance organique et *66.70* de substance minérale, constituée par du phosphate de chaux (51.04), du carbonate de chaux (11.30), du phosphate de magnésie (1.16).

Des trois substances principales que contient la décoction de céréales, deux font partie du tissu osseux dont ils constituent la charpente. Quant à la potasse, nous envisagerons plus loin son rôle.

Il va sans dire que les manipulations chimiques de l'analyse, et surtout la calcination, nous fournissent des résultats qui indiquent la quantité d'acide phosphorique, de chaux, de potasse, etc., mais elles détruisent si complètement la matière, qu'elles déterminent des dédoublements, des combinaisons et une foule d'actions secondaires qui nous échappent. Or, nous ne possédons aucune notion précise sur l'état de la matière minérale en combinaison avec la substance vivante.

Ce que nous savons, c'est que les rapports de la matière organique et inorganique dans le tissu osseux varient avec l'âge.

C'est ainsi que les recherches de Nélaton, Sappey, A. Milne-Edwards, Bibra, ont démontré pendant la période de croissance la minéralisation progressive du tissu osseux. Chez l'homme, la substance inorganique représentée par 62.48 à deux ans, est de 65.28 à vingt-six ans. Suivant Bibra, chez le chien, cette même substance qui est de 53.99 pour les nouveau-nés s'élève à 62.05 pour un chien de six semaines.

Il résulte de ce fait que non seulement il faut une forte pro-portion de matières minérales pour la formation cellulaire des éléments nouveaux qui caractérisent le phénomène de crois-sance, mais encore que cette quantité doit être augmentée considérablement pour la pénétration dans les cellules osseuses de la proportion de la matière minérale, qui s'élève progressi-vement pendant tout le cours de la croissance pour rester stationnaire lorsque le développement est achevé. Or, la décoc-tion de céréales paraît répondre à ces indications.

C'est qu'en effet les substances minérales qu'elle renferme *agissent surtout en raison de l'état particulier où elles se trouvent, lorsqu'elles sont incorporées et combinées à la matière végétale. Cet état de la matière est inaccessible à l'analyse chimique qui la détruit.* Cependant, Boussingault a signalé un fait fort intéressant, capable d'éclairer un peu la situation. L'azote est un des corps qui constituent tous les tissus de l'organisme des animaux. Son rôle est si important dans la nutrition que c'est en évaluant la teneur en azote des aliments et la quantité d'azote éliminée qu'on établit la sta-tique de la nutrition. Or, dans les graines, l'azote et les phos-phates augmentent parallèlement. Et Boussingault s'exprime ainsi : « Il existe une relation entre la proportion d'azote et celle d'acide phosphorique contenus dans les substances ali-mentaires, ce qui semble indiquer que dans les produits de l'organisation végétale les phosphates appartiennent particu-culièrement aux principes azotés et qu'*ils les suivent jusque dans l'organisme des animaux.* »

Depuis lors, M. Dehérain a démontré que les phosphates sont combinés avec quelques-uns des principes immédiats de la graine, mais ces phosphates ne présentent pas les réactions qu'ils possèdent lorsqu'ils ne sont plus en présence des matières organiques.

Il ressort donc de ces expériences que les substances mi-nérales incorporées à la matière végétale possèdent des propriétés spéciales capables de faire comprendre la diffé-rence d'action physiologique de ces substances, suivant qu'elles sont puisées dans les végétaux ou directement dans la matière inorganisée. Quant à rechercher le rôle de ces substances dans les phénomènes de croissance et leur mode de pénétration dans les éléments cellulaires, c'est là une étude qui sera abordée ultérieurement.

Dans les lignes qui précèdent, j'ai montré que la décoction de céréales renferme de la chaux, de l'acide phosphorique et d'autres sels qui font partie du tissu osseux; il reste à envisager l'action de la potasse.

La potasse entre pour une part minime dans la constitution des os; mais son rôle est cependant fort important dans la croissance. C'est ainsi que, d'après les recherches de Bunge, la quantité de potasse augmente beaucoup par kilogramme d'animal pendant la période de développement. Mais en dehors de la quantité nécessaire pour la constitution des éléments anatomiques, la potasse a une action des plus stimulantes sur la nutrition. Elle a une action particulière sur les globules sanguins, les fibres musculaires et surtout sur le système nerveux. Or, comme celui-ci tient sous sa dépendance les phénomènes de nutrition dont il est le grand régulateur, il résulte que pour être indirecte, l'action de la potasse pendant la croissance n'est pas moins puissante.

Et d'ailleurs, cette action indirecte de la potasse paraît pouvoir être attribuée aux autres sels, car l'accroissement des tissus organiques n'est nullement en rapport avec la quantité des matériaux apportés par les aliments. Sans doute la croissance est favorisée par la pénétration des éléments constitutifs présentant l'état chimique spécial qui facilite l'assimilation; mais il est probable que même les substances comme la chaux, l'acide phosphorique, ne sont favorables à la croissance que par une *action indirecte*. Leur présence accroît l'intensité des mutations nutritives; c'est là une idée émise déjà autrefois par Ch. Robin.

Reste un dernier fait à rechercher :

1º Peut-on à l'aide de cette alimentation augmenter la croissance des animaux et de l'homme ?

2• Si ce phénomène est en notre pouvoir, y a-t-il avantage à le favoriser ?

VI

Nos recherches nous amènent ainsi à envisager un des problèmes les plus importants de la physiologie générale. Nos précédentes études sur les facteurs de la croissance nous permettront d'être bref sur ce sujet.

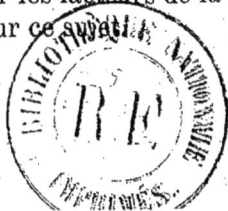

L'observation nous apporte un certain nombre de faits intéressants.

La taille et le développement de l'homme dépend avant tout de la race à laquelle il appartient. C'est ainsi que l'ethnographie nous révèle des différences très marquées dans la moyenne de la taille des peuples.

L'hérédité joue donc un rôle principal. C'est elle qui dicte la durée et la modalité de la croissance. Cependant ces conditions héréditaires peuvent être modifiées par le climat et les autres facteurs cosmiques qui en dépendent, par le genre de vie, suivant que l'homme a une existence sédentaire ou bien qu'il prend beaucoup d'exercice, et surtout par l'alimentation.

Les Lapons sont de petite taille, tandis que les Suédois qui vivent dans la même contrée sont plus grands. C'est là un fait qui m'a vivement frappé en parcourant ces régions. Or, tandis que les Suédois mènent une existence hygiénique dans laquelle la gymnastique occupe une part importante, les Lapons, au contraire, qui sont leurs voisins, mangent peu de végétaux, se donnent peu d'exercice et vivent pendant les mois d'hiver dans des huttes où l'air se renouvelle le moins possible. L'oxygène, ce grand facteur de la croissance, leur arrive avec parcimonie.

Ces conditions d'existence réalisent donc en les combinant les agents les plus actifs du ralentissement de la croissance. Aussi ce peuple frappe-t-il par la petitesse de sa taille. Il faut ajouter que l'alcoolisme vient également donner sa note dystrophique.

J'ai observé le même fait dans quelques régions de la Suisse. Dans des villages situés à une grande altitude, dans des vallées encaissées dont l'éloignement des villes est un obstacle au ravitaillement, vivent des gens le plus souvent très pauvres, qui se trouvent dans les conditions analogues à celles des Lapons; aussi les signes de dégénérescence et l'arrêt de développement sont-ils des plus manifestes. Ces caractères contrastent avec ceux des habitants des villes qui, échappant à ces conditions, présentent une taille normale.

Je pourrais multiplier les exemples en citant les faits rapportés par un grand nombre d'observateurs; je me borne à signaler ceux que j'ai constatés personnellement et qui m'ont paru réaliser une véritable expérience.

Ces observations nous montrent que la croissance des races

oscille dans des limites restreintes, et qu'elle varie suivant l'exercice, l'alimentation et la quantité d'oxygène.

Ces facteurs sont parmi les plus importants de ceux qui impriment les caractères d'une *race*, caractères qui se transmettent par l'hérédité. Mais n'étant pas inhérents à l'*espèce*, ils sont modifiables dans une certaine mesure, lorsque les causes génératrices sont elles-mêmes modifiées.

Ces faits révélés par l'observation sont prouvés par l'expérimentation.

La taille et le développement des animaux sont sous la dépendance directe de l'alimentation.

La croissance du tissu osseux relève de plusieurs processus physiologiques. En épaisseur, l'os s'accroît par l'action ostéogénique du périoste, dont les prolongements de la face profonde pénètrent dans l'intérieur de l'os. En hauteur, la croissance de l'os se fait par la prolifération des cellules cartilagineuses du cartilage de conjugaison. L'ossification de ce cartilage de conjugaison met un terme à la croissance en hauteur.

On pourra donc élever la taille d'un animal en retardant cette ossification ; par contre, la taille sera plus petite que celle que l'hérédité aurait donnée si on provoque la soudure de l'épiphyse et de la diaphyse des os par une ossification prématurée.

Ainsi se pose le problème; étudions comment il a été résolu.

Je citerai tout d'abord deux faits de connaissance vulgaire concernant les races canines et chevalines. Le cheval et le chien présentent dans toutes les races de leur espèce des caractères nets et toujours semblables. Or, il est inutile de faire ressortir la variété de leur taille. Il suffit d'indiquer la différence de hauteur d'un terrier anglais ou d'un basset avec un lévrier, un danois ou un terre-neuve, et d'un cheval des îles Féroë par exemple, avec le cheval de course anglais.

Sans doute les facteurs de ces différences sont complexes, mais il n'en est pas moins vrai que ces caractères distincts ont été obtenus à la longue et artificiellement, par la sélection, par les conditions d'existence et par l'alimentation.

Expérimentalement on peut réduire la taille : ce résultat est obtenu en donnant aux animaux des rations de précocité. L'influence de l'alimentation montre là sa toute-puissance. C'est ainsi que si un animal achève sa croissance en cinq années, on peut produire un arrêt de la croissance en hauteur en trois années. On provoque la soudure précoce de la diaphyse et de l'épiphyse en donnant aux animaux certains aliments.

La qualité des aliments joue, en effet, un rôle plus important que leur quantité. Il ne s'agit donc nullement de suralimentation. Ici encore, l'expérience et l'analyse montrent que l'acide phosphorique, la chaux et la potasse ont une action prépondérante. Dans ces conditions non seulement l'évolution physiologique est activée, mais encore la constitution chimique du tissu osseux est modifiée. La fixité chimique de la substance n'est plus celle que nous trouvons dans un os qui s'est développé dans les conditions habituelles. Et, en effet, les recherches de M. Sanson démontrent que, tandis qu'un os commun renferme 61.4 0/0 de matières minérales, un os précoce en contient 67.7 0/0. De plus, la densité est plus forte, le tissu est plus compact. Cette analyse prouve en outre que l'alimentation non seulement hâte la soudure des épiphyses, mais encore active la formation du tissu osseux qui se trouve plus fortement minéralisé.

Pour obtenir ces résultats, il faut donner aux animaux des aliments qui renferment avant tout de l'acide phosphorique. Mais lorsque cette substance est empruntée directement au règne minéral, elle n'a aucune action ; il en est de même lorsqu'on donne des phosphates des os ; c'est qu'en effet on retrouve les phosphates dans les excreta en quantité égale à celle qui est introduite dans le tube digestif. Les expériences de Weiske et de Wildt ne laissent aucun doute sur ce point.

Ces résultats concordent avec le fait que nous nous efforçons d'établir : *L'acide phosphorique, la chaux, la potasse empruntés au règne minéral sont inutiles et inefficaces. Puisées dans le règne végétal, incorporées dans les céréales, ces mêmes substances ont une action manifeste et prépondérante sur le développement du système osseux, du tissu musculaire et sur la nutrition de l'organisme en général.*

Ces expériences démontrent l'influence incontestable de l'alimentation sur la croissance, puisqu'on peut pour ainsi dire régler le développement par la quantité et la qualité des aliments. Ces résultats sont semblables à ceux que nous avons obtenus avec nos chiens. Les procédés employés sont identiques ; les substances ingérées sont les mêmes ; le même processus a été mis en œuvre.

Un grand nombre de causes peuvent entraver la croissance,

alors même que l'apport nutritif est suffisant. Ces causes sont héréditaires ou acquises. L'hérédité peut transmettre une réceptivité physiologique amoindrie. La clinique montre que l'intoxication occupe le premier rang. La syphilis amène l'infantilisme chez les descendants; l'alcoolisme a une influence manifeste, pour ne citer que les causes que l'on relève le plus communément. Toutes les maladies organiques et surtout les affections des voies digestives entravent la croissance. Souvent les causes héréditaires et acquises sont superposées chez le même sujet; de là des arrêts de développement très accentués.

L'expérimentation démontre le même fait. M. le docteur Charrin, en intoxiquant des animaux à l'aide de vaccins, a produit des troubles dans le développement et des arrêts de croissance prématurés chez les descendants. Il a réalisé une sorte d'*infantilisme expérimental.*

Si nous indiquons ces causes de troubles de la croissance, c'est afin de mettre en lumière les circonstances où la décoction de céréales peut rendre service. Sans doute, on ne peut s'opposer à l'action dystrophique de la syphilis, de l'alcoolisme, de la gastro-entérite chronique, mais on peut lutter dans une certaine mesure contre leurs effets. En fournissant à l'organisme les substances nécessaires à l'accroissement en quantité suffisante et surtout dans un état chimique qui facilite leur utilisation, on donne des armes au jeune organisme.

Cette étude sera justifiée si ce but peut être atteint. Il convient de ne pas exagérer la valeur de cette médication, mais de lui attribuer la part qui lui revient dans la thérapeutique pendant la croissance.

VII

Il va sans dire qu'on ne doit pas mettre des enfants dans les mêmes conditions que des animaux en expérience. On n'aurait aucun intérêt à favoriser la soudure précoce de leurs épiphyses par une alimentation de précocité; mais il est utile de favoriser le développement de leurs organes ainsi que le comporte leur hérédité, et de lutter contre celle-ci lorsqu'elle apporte une intoxication ancestrale. On écartera donc des jeunes enfants les causes personnelles d'entrave à la croissance; on veillera surtout à maintenir l'intégrité parfaite des voies digestives. L'enfant sera soumis à un exercice modéré, en rapport avec son âge, son tempérament et ses aptitudes; on ne lui ménagera pas l'air ventilé dans les logements et dans les salles d'études. Ces conditions sont utiles à tout enfant. Ce sont les facteurs indispensables d'une croissance régulière.

Lorsque la croissance se fait anormalement, c'est alors que se présente l'indication de donner la décoction de céréales, comme boisson habituelle pendant quelques mois en l'associant, bien entendu, aux autres médications qui favorisent le développement des enfants.

Les circonstances dans lesquelles cette décoction paraît indiquée peuvent être résumées ainsi qu'il suit :

a) Toutes les fois que les enfants sont chétifs et insuffisamment développés.

b) Lorsqu'ils sont atteints de dyspepsie.

c) Dans le cours de toutes les maladies aiguës de l'enfance on lutte avec avantage contre la dénutrition.

d) Pendant la convalescence des maladies aiguës.

e) Dans le cours de la fièvre typhoïde, aussi bien chez l'enfant que chez l'adulte. Le mélange de la décoction de céréales et de lait constitue une boisson que les malades prennent très volontiers.

f) Dans le cours du rhumatisme articulaire aigu.

Notre collègue et ami, M. le docteur Vaquez, donnant ses soins à un de nos confrères atteint d'un rhumatisme infectieux très grave, a obtenu de bons résultats de la décoction de céréales. Il a été frappé surtout de l'absence d'état anémique à la suite d'une maladie très sérieuse et de la rapidité de la convalescence. Il a attribué ces bons effets à cette médication.

J'ai obtenu des résultats satisfaisants chez les jeunes filles chlorotiques et chez les jeunes gens allongés et faibles qui m'ont paru être des candidats à la tuberculose.

Employant cette décoction chez les nourrices pendant la lactation, j'ai constaté une augmentation très notable dans la quantité du lait.

Cette boisson me paraît, en outre, indiquée pour les enfants retenus au lit par une affection osseuse chronique, d'ordre chirurgical.

Enfin, au début de la tuberculose, lorsque le terrain le permet et quand les infections secondaires ne rendent pas illusoires toute lutte contre le bacille, la décoction semble devoir apporter des matières minérales capables de favoriser la crétification des tubercules ; ce n'est là, il est vrai, qu'une hypothèse.

VIII

Telles sont, rapidement esquissées, les applications cliniques qui se dégagent de notre étude. Nous terminerons ce travail en formulant les quelques faits de physiologie générale suivants, qui nous paraissent solidement établis :

L'alimentation a une influence considérable sur la croissance.

On peut régler la rapidité et la modalité de la croissance par la quantité et surtout par la nature des aliments administrés suivant une certaine méthode.

Les substances qui ont une action prépondérante sont la chaux, l'acide phosphorique, la potasse. Puisées dans le monde inorganique et absorbées par les animaux, ces matières ne semblent pas favoriser le développement.

Ce résultat est, au contraire, obtenu lorsque ces substances sont incorporées dans les cellules organiques.

Les végétaux renferment d'autant plus de ces matières qu'ils croissent dans un terrain qui en contient une quantité plus forte.

Les aliments développés dans ces conditions et donnés suivant les règles établies par les chimistes agricoles constituent l'alimentation de précocité.

Chez les animaux précoces, on peut arrêter la croissance en un temps qui peut être la moitié du temps normal.

L'exercice musculaire, réglé suivant une méthode définie, joue un rôle des plus importants dans ces phénomènes

D'autre part, on peut, par un procédé inverse, prolonger la période de croissance et déterminer une surélévation de la taille.

Ces phénomènes sont sous la dépendance de la minéralisation et de l'ossification plus ou moins rapide du cartilage de conjugaison.

La composition chimique des os se trouve modifiée par l'apport d'une forte proportion de sels minéraux donnés suivant les règles indiquées précédemment.

Ces faits, qui concernent le tissu osseux, existent également pendant la croissance pour les autres tissus de l'organisme : les éleveurs, non seulement augmentent ou diminuent à leur gré la taille des animaux, mais encore ils développent suivant leur volonté le tissu musculaire ou la graisse.

On possède donc un moyen de régler la croissance. Chez les enfants, le problème est plus complexe. La décoction de céréales est la substance qui réalise le mieux ce but. En effet, incorporée dans l'eau que l'enfant est obligé d'absorber, elle renferme des éléments dont l'action sur le jeune organisme est des plus importantes.

Autre considération capitale au point de vue pratique : elle ne remplace pas les aliments ordinaires et, loin de déterminer la satiété de l'enfant, elle apporte sous une forme inconsciente, étant dissoutes dans l'eau d'alimentation, des substances qui, comme la potasse, stimulent l'appétit.

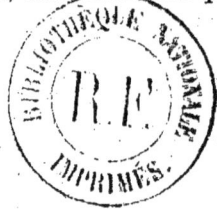

Paris. — Imp. de la *Semaine Médicale*, 31, rue Croix-des-Petits-Champs. — J. CHARPENTIER